QUELQUES CONSIDÉRATIONS

SUR L'EMPLOI

DE L'ERGOT DE SEIGLE

DANS

LA PRATIQUE OBSTÉTRICALE

PAR

A. RIERA Y BEZZINA

DOCTEUR EN MÉDECINE

Ex-médecin de l'armée d'Espagne,
Chevalier de 1re classe de l'ordre du Mérite Naval,
Décoré de la médaille de Cuba

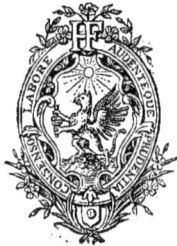

MONTPELLIER
IMPRIMERIE CENTRALE DU MIDI
(HAMELIN FRÈRES)

1883

QUELQUES CONSIDÉRATIONS

SUR L'EMPLOI

DE L'ERGOT DE SEIGLE

DANS

LA PRATIQUE OBSTÉTRICALE

PAR

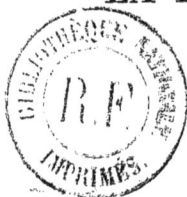

A. RIERA Y BEZZINA

DOCTEUR EN MÉDECINE

Ex-médecin de l'armée d'Espagne,
Chevalier de 1re classe de l'ordre du Mérite Naval,
Décoré de la médaille de Cuba

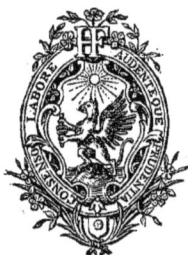

MONTPELLIER
IMPRIMERIE CENTRALE DU MIDI
(HAMELIN FRÈRES)

1883

A LA MÉMOIRE DE MON PÈRE

JOSEPH RIERA

A MA MÈRE ET A MA SŒUR

A TOUTE MA FAMILLE

A LA FAMILLE HUERTAS-CAMPILLO

A LA FAMILLE CRESPO

A LA FAMILLE BENOIT

A. RIERA Y BEZZINA

A MES ANCIENS MAITRES

DE LA FACULTÉ DE MADRID

A MON PRÉSIDENT DE THÈSE
M. LE DOCTEUR GRASSET
Professeur de thérapeutique et de matière médicale à la Faculté de Montpellier

A M. LE DOCTEUR TÉDENAT
Professeur agrégé

A M. LE DOCTEUR BLAISE
Professeur agrégé

A TOUS MES MAITRES DE MONTPELLIER

A. RIERA Y BEZZINA

A MES AMIS

MM. PREFASI, FRANCO, CLAVEL, MEDINA, DE LATORRE,

MELIAN, BOLAÑOS et ALVARADO

A TOUS MES AMIS

A. RIERA Y BEZZINA

INTRODUCTION

L'emploi de l'ergot dans les accouchements, dit M. le professeur Fonssagrives, est entouré de difficultés qui en font une sorte d'*opération obstétricale* d'une gravité réelle. Doué d'une puissance remarquable, l'ergot de seigle rend tous les jours d'éminents services entre les mains des médecins accoucheurs. Que de femmes qui auraient succombé à une hémorrhagie post-puerpérale doivent la vie à ce précieux agent! Par son action prompte et sûre, par son influence incontestable sur l'énergie des contractions utérines, il constitue le médicament ecbolique (1) par excellence; la rue, la sabine, la matricaire, le tartre stibié, possèdent une certitude d'action moins grande, et l'ergot de seigle doit leur être préféré.

Mais, comme pour tous les agents réellement efficaces, héroïques même, l'action puissante du seigle ergoté demande à être conduite, dirigée; sans quoi elle s'égare presque infailliblement, dépasse le but qu'on s'était proposé, frappe trop fort, au grand détriment de la mère

---

(1) De ἐκβάλλω, *ejicio*, mot anciennement appliqué aux médicaments qui provoquent l'expulsion du produit de la conception.

et de l'enfant, qui peuvent être les victimes d'une administration inopportune du médicament.

Ces précieux effets ou quelquefois ces résultats fâcheux, j'ai eu l'occasion de les observer souvent pendant les neuf années de ma pratique médicale en Espagne, où j'ai exercé l'art de guérir pendant sept ans, et en Algérie pendant deux ans. J'ai retiré, dans maintes circonstances, d'excellents effets, dans les accouchements, du seigle ergoté administré conformément aux préceptes de mes maîtres de la Faculté de Madrid ; mais je place en tête de ce travail deux observations où l'application intempestive de la médication ergotée a eu pour résultat, dans le premier cas, la mort de l'enfant; dans le second, la mort de la mère.

L'emploi obstétrical du seigle ergoté doit être, à mon sens, subordonné à l'étude des indications. En dehors des règles sûres qui président à son emploi, le seigle ergoté constitue un médicament dangereux à manier, plus nuisible qu'utile. L'auteur de ce travail, sans aucune prétention à l'originalité, s'est proposé d'établir, aussi clairement que possible, les indications et les contre-indications de l'ergot, exposant, chemin faisant, les opinions des auteurs les plus remarquables et les résultats de sa pratique personnelle.

DE L'ERGOT DE SEIGLE

DANS LA PRATIQUE OBSTÉTRICALE

Observation première

(Personnelle)

Multipare.— Grossesse à terme.— Enfant vivant au début du travail.— Administration du seigle ergoté. — Mort de l'enfant

Marie C..., multipare, ménagère, mariée, habite Oran. Agée de trente-deux ans, cette femme est grosse pour la troisième fois ; les deux accouchements antérieurs ont été anormaux. La mère a nourri ses enfants, qui se portent très-bien. Tempérament sanguin ; un peu de nervosisme.

Le 16 décembre 1880, les douleurs apparaissent à deux heures du matin ; la grossesse est à terme. Appelé à 5 heures du soir, je trouve la femme tranquille et j'apprends que les battements du cœur fœtal ont été entendus très-distinctement par la sage-femme, dans la matinée. Depuis deux ou trois heures, la mère ne sent plus remuer son enfant, et je suis informé que 2 gr. de seigle ergoté ont été administrés par la sage-femme à partir de deux heures de l'après-midi, à la dose de 0,50 par quart d'heure. Procédant ensuite à l'examen physique, je constate une position normale du sommet ; mais je ne puis en aucune façon entendre les bruits du cœur. J'eus alors l'idée que l'enfant pouvait avoir succombé : par le toucher, j'acquis la conviction que la dilatation du col était presque complète, que les eaux n'étaient pas encore écoulées. Il ne me fut pas difficile de rompre les membranes, et, à partir de ce moment, les douleurs franches, intermittentes, aboutirent rapidement à l'expulsion d'un enfant mort-né, non macéré. Les eaux de l'amnios furent abondantes, et la délivrance eut lieu un quart d'heure après, d'une façon normale. Il n'y eut pas d'hémorrhagie après la délivrance; les suites de couche furent régulières. La femme se rendit bien compte que la cessation des mouvements de l'enfant s'était produite une demi-heure après l'administration du seigle.— Je demeurai convaincu que la mort du fœtus devait être imputée au seigle ergoté, pris à un moment inopportun.

Observation II
(Personnelle)

Multipare. — Accouchement à terme. — Délivrance difficile. — Administration du seigle ergoté. — Enchatonnement du placenta, qui est extrait par lambeaux et incomplétement. — Métropéritonite, infection purulente. — Mort.

Mme X....., d'origine espagnole, est mariée, âgée de vingt-sept ans, ménagère. Une première grossesse n'a été marquée par aucun phénomène anormal ; il faut pourtant noter que la délivrance ne s'était pas accomplie spontanément : elle avait demandé l'intervention chirurgicale.

La grossesse actuelle touchait à sa fin, et, le 28 août 1882, Mme X. accouchait, sans bien grandes difficultés, d'un enfant à terme. La sortie du placenta tardait à se faire ; une demi-heure après l'accouchement, un médecin appelé ordonna 2 grammes de seigle ergoté, sans aller à la recherche du délivre. Cette médication n'accéléra en aucune façon la délivrance. A six heures du soir, je suis appelé auprès de la parturiente, et je constate que le placenta est resté inclus dans la cavité utérine ; le cordon ombilical pendait entre les cuisses de la femme. J'appelle en consultation le docteur Chaseron, et je procède, en sa présence, à la délivrance artificielle. Je trouvai un col dilatable, qui n'opposa pas une grande résistance à l'introduction de la main. Arrivé dans la cavité utérine et guidé par le cordon, je ne tardai pas à m'apercevoir que le placenta se trouvait enfermé, enkysté dans une véritable poche musculaire, qui se resserrait vivement sur le pédicule et s'opposait à l'introduction du doigt. Je parvins, en partie, à vaincre cette contraction partielle de l'organe utérin, et je ne pus retirer que deux gros lambeaux de placenta.

Malgré tous mes efforts, le reste dut être abandonné.

Six jours après, la femme succombait à une métropéritonite et à l'infection purulente.

Nous verrons plus loin quelle part doit être faite à l'action du seigle ergoté dans les cas malheureux et l'interprétation rationnelle des faits.

CHAPITRE Ier

Notions préliminaires sur la texture de l'enveloppe musculeuse de la matrice et les forces qui interviennent dans le mécanisme de l'accouchement physiologique.

Avant d'aborder l'étude des considérations relatives au mode particulier suivant lequel le seigle ergoté exerce son influence sur l'organe utérin, il me paraît utile de rappeler très-sommairement quelle est la disposition générale, la direction des fibres musculaires, le rapport des diverses couches, leur plus ou moins grand degré de développement suivant le point que l'on considère : nous nous expliquerons ainsi facilement suivant quel mécanisme s'accomplit l'expulsion du produit de la conception, par le fonctionnement de ces diverses couches musculaires.

L'utérus se trouve constitué par la superposition et l'union intime de trois tuniques : une externe, séreuse ou péritonéale ; une moyenne ou musculaire ; une interne ou muqueuse. La moyenne fera seule l'objet de notre étude, les deux autres ne possédant, au point de vue qui nous occupe, qu'un intérêt secondaire.

L'enveloppe musculeuse, appelée aussi tissu propre de l'utérus, présente une disposition très-compliquée et difficile à déterminer. Cette difficulté est révélée par les assertions, trop souvent discordantes, des nombreux observateurs. On allait même, autrefois, jusqu'à mettre en doute la nature vraiment musculaire du tissu utérin. En effet, si l'on fait une coupe de l'utérus en dehors de l'état de gestation, le tissu, de couleur grisâtre, d'aspect fibroïde, crie sous le scalpel ; sa consistance est plutôt fibreuse que musculaire. Ces caractères extérieurs expliquent les erreurs des anciens anatomistes.

A l'état de vacuité de l'organe, la fibre musculaire est dans un état d'atrophie relative ; ces éléments contractiles, appelés fibres-cellules, fibres de la vie organique, sont caractérisés par la présence d'un noyau dont les dimensions ne dépassent pas 5 à 7 cent. de millim. de longueur et 5 mill. de millim. de largeur. Les fibres lisses se groupent en faisceaux nombreux, et la substance utérine est composée de ces faisceaux musculaires entre-croisés dans toutes les directions, et si intimement enchevêtrés et intriqués qu'il paraît tout à fait impossible d'y reconnaître, au premier aspect, une disposition régulière.

Mais, pendant la gestation, tout change de face. La fibre musculaire s'hypertrophie dans des proportions considérables et peut atteindre jusqu'à dix fois plus de longueur et cinq fois plus de largeur ; on a signalé à la fin de la grossesse une transformation qui semble aboutir à la striation. Cette dernière opinion est soutenue par Ranvier et par d'autres auteurs encore. L'hypertrophie de l'organe, pendant la grossesse, n'est pas due seulement à l'augmentation de volume des éléments préexistants, mais aussi à la formation d'éléments nouveaux. D'après Kœlliker, le tissu cellulaire acquiert une apparence manifestement fibrillaire. Hâtons-nous d'ajouter que toutes ces modifications sont portées à leur maximum au niveau du corps, presque insignifiantes au niveau du col.

Après l'accouchement, l'atrophie ramène les éléments divers à leurs dimensions primitives. Ainsi le tissu propre de l'utérus se trouve constamment placé en instance d'accroissement et de diminution, « dans une instabilité anatomique, dit M. Courty, qui fait un constrate frappant avec la stabilité caractéristique de tous nos autres organes. »

C'est sur des utérus gravides qu'il a été possible de poursuivre la direction des faisceaux musculaires ; la description que nous allons en donner se rapporte à cet état particulier de l'organe.

Texture. — Mme Boivin, dont les belles recherches ont contribué à élucider ce point délicat d'anatomie, décrivait deux plans de fibres musculaires. L'extérieur disposé ainsi qu'il suit: les fibres partent toutes de la ligne médiane et se dirigent, en dehors et en bas, jusqu'au tiers inférieur de l'utérus ; un certain nombre aboutit aux trompes. Qu'on se figure une tête humaine vue par derrière ; une ligne médiane sépare les cheveux déjetés sur les côtés, lisses sur les côtés du front, liés très-près au-devant de chaque oreille, et l'on aura une idée assez exacte de la disposition rayonnée des fibres musculaires de l'utérus.

Le plan interne se compose de fibres circulaires, affectant une disposition concentrique autour de l'orifice des deux trompes; les plus grands cercles décrits se réunissent sur la ligne médiane. A la partie inférieure de l'organe, il n'existe que des fibres ayant une disposition semi-circulaire.

Après les travaux d'Hélie et les recherches consciencieuses de Deville, les documents acquis à la science ont différé des précédents, et l'on s'accorde aujourd'hui à compter trois plans superposés.

Couche externe. — La surface extérieure de l'utérus dénudé de son revêtement péritonéal apparaît formée de fibres longitudinales et de fibres transversales.

Ces dernières naissent du ligament rond, du ligament de l'ovaire, de la trompe, des ligaments larges, et, parties de ces divers points, s'épanouissent sur les faces antérieure et postérieure de l'organe, les inférieures dirigées obliquement en bas. Les fibres du col sont à peu près transversales.

Sur la ligne médiane, ces fibres transversales sont recouvertes par une bande musculaire verticale, large de 1 à 2 cent., qui prend naissance au niveau du col, s'élève, contourne le fond de l'organe et longe la face postérieure. Si l'on y regarde de bien près, on s'aperçoit que cette bande de fibres verticales, appelées faisceaux ansiformes de Hélie, résulte de l'entre-croisement des fibres transversales. Supposons, pour fixer les idées, un faisceau parti du bord gauche ; arrivé sur la ligne médiane, il s'élève verticalement sur une étendue de 2 ou 3 cent. et s'incline de nouveau à droite, de façon à figurer dans son ensemble un véritable Z. — On ne peut méconnaître la continuité du tissu contractile des trompes avec les portions droite et gauche de l'utérus.

Couche moyenne. — Le plan moyen paraît être le plus épais et le plus inextricable. Cette couche atteint son maximum d'épaisseur au niveau du fond, vers le point d'implantation du placenta, et se compose, suivant Pajot (1), de bandes musculaires en anse qui se recouvrent les unes les autres. Des anses opposées embrassent les vaisseaux dans leur concavité et leur constituent ainsi de véritables canaux contractiles, susceptibles de diminuer avec une grande rapidité la lumière du vaisseau. Cette couche moyenne n'existe pas au niveau du col.

Couche interne. — Le plan profond est formé de deux muscles orbiculaires, disposés en courbes concentriques autour de l'orifice des trompes. Ruysch avait attribué à ces faisceaux la fonction de décoller le placenta. Au niveau de l'isthme, ce faisceau est formé de fibres annulaires qui constituent un véritable sphincter. Dans le plan profond de la cavité du col, les fibres, de circulaires, deviennent obliques et suivent très-exactement les divisions de l'arbre de vie.

Sous la muqueuse existe, sur chaque paroi utérine, un faisceau triangulaire à sommet dirigé vers le col, à base tournée vers la ligne qui réunit les trompes.

(1) Dubois et Pajot, *Traités d'accouchements*. Paris, 1860.

CONSIDÉRATIONS PHYSIOLOGIQUES

L'accouchement, ou expulsion du fœtus du sein maternel, est la plus difficile de toutes les fonctions et confine presque à la pathologie. Son accomplissement demande le concours de forces très-énergiques, qui doivent vaincre les résistances opposées par le fœtus et ses annexes et les voies qu'il traverse.

Nous n'avons pas à nous occuper des causes de l'accouchement, ni à rechercher sous quelle influence sympathique ou autre se produit la contraction musculaire. Ce qu'il faut savoir, c'est que le fœtus lui-même n'est pas l'agent principal de sa sortie, comparable au petit poulet qui brise sa coquille, comme on le croyait autrefois. Il peut bien par ses mouvements, par son volume, irriter directement la fibre utérine et en déterminer la contraction; mais toujours est-il que son rôle est secondaire.

Haller et son école considèrent les contractions des muscles abdominaux et l'abaissement du diaphragme comme la cause la plus puissante de l'expulsion de l'enfant. Pour réfuter cette théorie dans ce qu'elle a d'excessif, il suffit de songer que la femme peut accoucher lorsqu'elle est dans l'anesthésie chloroformique, dans la résolution musculaire causée par un accès d'hystérie ou d'épilepsie, ou par la débilité générale excessive.

Dans ces cas, évidemment les contractions utérines suffisent sans doute, dans un accouchement normal; les contractions des muscles abdominaux et du diaphragme interviennent, mais c'est seulement à titre de force adjuvante. A la dernière période, la femme peut à son gré augmenter l'énergie de ces contractions.

La véritable cause efficiente de l'expulsion du fœtus réside dans les contractions utérines; il suffit pour s'en convaincre d'avoir assisté une seule fois une femme en travail ou d'avoir introduit la main dans la cavité utérine pour faire une version. Silencieux et passif, l'utérus, laissant croître le nouvel être qu'il contient, est resté indifférent pendant la grossesse; mais, dès que le moment de l'accouchement arrive, il se constitue chef, il commande et il résout le problème, Et comment le résout-il ?

Nous avons étudié la disposition des fibres musculaires, et nous sommes arrivé à cette conclusion que l'utérus est un organe musculaire creux, dont les fibres, entre-croisées de droite à gauche, peuvent être divisées en trois couches, admirablement disposées pour amener l'expulsion du produit enfermé dans sa cavité. Ainsi le fond de l'organe devait surtout agir à cet effet; c'est pourquoi il est beaucoup plus épais et plus riche en fibres musculaires disposées en anse. La direction est telle, que pendant la contraction tous les points de la surface tendent à se rapprocher du centre; au niveau du col nous voyons seulement des fibres horizontales qui tendent à fermer l'orifice.

Le col utérin, après s'être gonflé de sucs, s'être ramolli pendant la grossesse, subit avant l'accouchement une modification connue sous le nom d'*effacement,* qui consiste dans le rapprochement progressif des orifices interne et externe. Enfin, quand le travail commence, le col s'entr'ouvre, il se dilate. Comment s'accomplit cette dilatation ? Il est à croire qu'il ne s'agit pas ici d'un phénomène purement passif; la poche des eaux, par son contact immédiat avec les fibres du col, l'excite et le maintient dans un état de tonicité permanente, qui ne peut échapper au doigt explorateur. S'il n'en était pas ainsi, comment s'expliquerait-on les plis nombreux que présente la peau du crâne de l'enfant et le chevauchement des os pendant la dilatation? Il faut admettre qu'il y a prédominance d'action du fond de l'utérus sur le col, qui lui oppose une certaine résistance. D'ailleurs nous avons admis dans l'épaisseur du col la présence de gros faisceaux obliques, dont la contraction tendrait plutôt à dilater le col qu'à le resserrer.

De tout ce qui précède il résulte que la mise en jeu de la contracti-

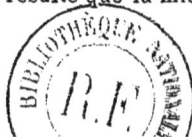

lité utérine est l'agent de l'expulsion de l'enfant, comme elle est celui de la délivrance.

Après la sortie du fœtus, l'utérus se rétracte, sa surface interne diminue d'étendue ; le placenta, greffé sur le fond de l'organe, ne peut suivre la surface correspondante de l'utérus dans son retrait, et de cette perte de rapports résulte la rupture des moyens d'union et l'expulsion du délivre.

Les vaisseaux restés béants au niveau de la plaie placentaire fournissent du sang ; mais, si l'utérus continue à revenir sur lui-même, cette hémorrhagie ne peut durer longtemps : ce qui s'explique aisément si l'on se souvient de la disposition des vaisseaux dans la couche moyenne, où ils traversent de véritables anneaux contractiles, lesquels ne tardent pas à se resserrer.

On voit le triple rôle important qui est sous la dépendance de la contractilité utérine.

1º Expulsion du fœtus;

2º Délivrance;

3º Cessation de l'hémorrhagie.

Ces considérations étaient indispensables et devaient précéder l'étude d'un médicament dont l'action peut être définie : exaltation de la contractilité de la fibre utérine.

CHAPITRE II

Ergot de seigle. — Son histoire naturelle

Les travaux de Tulasne (1) ont éclairé certains points obscurs sur
la nature et le mode de développement de l'ergot de seigle. Ce corps
fusiforme, noirâtre, contourné (d'où son nom), long de 1 à 3 centi-
mètres, ressemblant à un grain de seigle considérablement grossi, se
rencontre parfois sur certaines fleurs altérées de l'épi de cette céréale.

Le spore d'un champignon appelé *claviceps purpurea,* transporté
par l'air, se dépose sur une fleur non fécondée de seigle, où elle trouve
un milieu favorable à sa germination ; il donne bientôt naissance à une
substance fluide, mielleuse, qui se substitue à l'ovaire et le détruit :
c'est la sphacélie, qui se prend, plus tard, en une masse concrète blan-
châtre, d'aspect cérébriforme. C'est de ce corps que procède l'ergot : il
naît au-dessous de la sphacélie, dont il est comme coiffé, jusqu'à ce
que celle-ci, desséchée par l'atmosphère, ne forme plus qu'une pointe
conique, triangulaire, qu'on trouve au sommet de l'ergot.

L'ergot prend une teinte violet pâle d'abord, violet foncé et noirâtre
ensuite. Détaché de l'épi et tombé sur un sol humide, l'ergot germe et
reproduit un champignon parfait (*claviceps*), facilement reconnaissable
à son chapeau rouge sphérique, supporté par un pédicule plus ou
moins long. Ce chapeau contient un grand nombre de germes ou spores;

(1) Tulasne, *Mémoire sur l'ergot des glumacées.* (*Ann. des sciences naturelles,*
3ᵉ série, tom. XX, 1853.)

qui reproduiront la série des phénomènes que nous venons de passer en revue.

Le *claviceps* peut aussi se développer sur le blé et d'autres céréales. L'ergot de blé, plus épais, plus compacte, paraît posséder des propriétés analogues à celles de l'ergot de seigle.

Le véritable principe actif de l'ergot n'est pas encore connu, et le champ reste ouvert aux investigations des chimistes.

Les analyses ont découvert :

1° Une résine soluble dans l'éther ; 2° une huile obtenue par expression ; 3° l'ergotine de Wigers ; 4° l'ergotine de Manassewitz ; 5° l'ergotine de Bonjean.

EFFETS PHYSIOLOGIQUES

Les seules préparations d'ergot possédant une action sûre, et dont les résultats soient comparables, sont la poudre d'ergot brut et l'ergotine de Bonjean, ou extrait aqueux d'ergot. Bonjean, médecin de Chambéry, institua des expériences nombreuses sur cet extrait aqueux, qu'il appela l'*ergotine*, et annonça qu'il avait trouvé un puissant hémostatique. « L'ergotine, dit-il, peut être donnée dans tous les cas où le seigle est jugé convenable. » Plusieurs médecins employèrent l'ergotine, et les résultats qu'ils obtinrent confirmèrent les idées de Bonjean.

Il est, aujourd'hui, définitivement admis que les modifications organiques produites par l'ergot brut et l'ergotine présentent des différences assez légères. Cependant tous les appareils organiques ne sont pas également influencés par l'un de ces deux agents ; c'est ainsi que l'ergot brut manifeste son action d'une manière bien plus énergique sur l'appareil de la génération. L'étude de cette dernière influence de l'ergot, qui possède au plus haut degré la propriété d'exciter la contraction des fibres musculaires utérines, sera mieux placée au chapitre des effets thérapeutiques.

Dans l'ordre de leur importance, les effets physiologiques de l'ergot seront étudiés suivant qu'ils se rapportent aux organes de la circulation, de l'innervation et de la digestion.

A) *Organes de la circulation.* — Le professeur Germain Sée, dans sa thèse de doctorat (1), fixa la science sur les effets physiologiques de l'ergotine sur l'organisme. Dans ce travail remarquable, l'auteur se proposa de déterminer, par des observations attentivement suivies, quelle est l'action de la substance qui nous occupe sur les différents appareils de l'organisme; en dehors de l'état puerpéral. Le but de M. Sée avait été de vérifier les propriétés hémostatiques de l'ergotine dans les hémorrhagies indépendantes de l'état puerpéral,et,à cet égard, il établit que 10 à 20 cent. d'ergotine suffisent pour obtenir une modification notable dans la rapidité et l'abondance de l'écoulement sanguin. Mais des résultats plus importants attirèrent bientôt l'attention de M. Germain Sée, qui constata que, lorsque l'hémorrhagie, au lieu d'être complétement suspendue après l'administration des premières doses, était seulement diminuée, les doses subséquentes étaient impuissantes à l'arrêter complétement, et qu'un suintement sanguin persistait d'une manière presque invincible.

A côté de ce fait, M. Sée en observa un autre non moins remarquable : c'est le ralentissement immédiat de la circulation dès les premières doses d'ergotine, ralentissement qui variait entre six et trente-six pulsations, et qui devenait bien plus manifeste quand le pouls présentait beaucoup de fréquence.

Quand on augmentait progressivement les doses, le ralentissement devenait bien plus manifeste qu'il ne l'était d'abord.

Les expériences de G. Sée mirent en lumière que le pouls, modifié dans sa fréquence,l'est également dans son rhythme, chez des personnes atteintes d'affections cardiaques, avec irrégularité des battements du cœur. L'ergotine eut pour effet de régulariser les contractions; le pouls perdit de sa force, de son énergie ; son rhythme se modifia de la

(1) 1846.

façon la plus heureuse ; au contraire, dans d'autres circonstances plus rares, le pouls, primitivement régulier, devint irrégulier et inégal. A cet égard, G. Sée fait remarquer qu'il s'agissait de personnes nerveuses, dont l'agitation pouvait être la cause des désordres cardiaques.

Quant à l'interprétation du rapport intime qui existe entre la cessation de l'hémorrhagie et la diminution de fréquence et de force des bruits du cœur, Trousseau (1) n'hésite pas à considérer la chute du pouls comme la conséquence de la diminution de l'écoulement sanguin. Tout le monde sait que la circulation devient plus rapide dans les hémorrhagies, et que, par conséquent, elle se ralentit quand on les arrête. G. Sée se demande si ce n'est pas le ralentissement de la circulation qui tarit la source du sang. « Pour que l'une ou l'autre de ces propositions soit vraie, il faut qu'il y ait une coïncidence exacte entre les deux effets en question.» Or il s'en faut qu'il en soit toujours ainsi ; c'est pourquoi G. Sée se garde de conclure.

Outre cette action sédative sur le cœur et la circulation, l'ergotine a certainement une influence sur les capillaires périphériques : elle excite la tonicité des fibres musculaires, des fines ramifications musculaires; diminue considérablement la lumière des vaisseaux et l'apport du liquide nutritif dans les régions correspondantes ; il produit une anémie relative. N'est-ce pas à une action de ce genre qu'on doit attribuer le phénomène de refroidissement et de gangrène des extrémités, chez les individus qui font usage de pain de seigle contenant une certaine proportion d'ergot ? « L'ergot, dit Brown-Sequard, produit une contraction des vaisseaux sanguins de la moelle épinière et de ses membranes, et, par conséquent, diminue la qnantité du sang qui circule dans ces membranes. »

B) *Centres nerveux.*— Les modifications survenues dans l'appareil cérébro-spinal des malades ayant pris l'ergot, ou de ceux qui avaient pris l'ergotine ont été trouvées par G. Sée absolument identiques.

(1) *Bull. de thér.*, 1833.

D'après Trousseau, un des phénomènes les plus constants et des plus remarquables serait une dilatation pupillaire marquée, qui se manifesterait douze ou vingt-quatre heures après le commencement de la médication et persisterait plusieurs jours après sa cessation ; la vision n'a jamais subi d'altération. Des crampes, des douleurs dans les membres, avec ou sans contractures; de la faiblesse des membres inférieurs et de l'indécision dans la marche; des nausées, des vomissements, ont été notés par les observateurs. Ces phénomènes se sont accompagnés plusieurs fois d'insomnie, de vertige et d'une céphalalgie sus-orbitaire plus ou moins pénible. Contrairement à l'opinion de Trousseau, qui accorde aux phénomènes nerveux une très-grande importance, G. Sée les considère comme secondaires, inconstants et susceptibles d'ailleurs d'une autre interprétation. Leur apparition, passagère chez les sujets nerveux, irritables, affaiblis par la maladie, pourrait être due au tempérament ou à la maladie, et non au médicament.

C) *Organes digestifs.*—Du côté des organes digestifs, la constipation opiniâtre a été presque toujours notée par G. Sée, qui n'a pu douter qu'elle fût causée par l'administration du seigle ergoté. Il semble que les malades qui, au lieu d'ergotine, prennent de l'ergot brut, sont moins exposés à la constipation, mais offrent par contre des phénomènes gastriques qui se traduisent le plus souvent par des nausées et des vomissements, ainsi qu'on l'observe fréquemment chez des femmes en couche : « Ces divers phénomènes, dit Trousseau, nous paraissent tenir à un trouble particulier de l'innervation, bien plus qu'à une irritation locale de l'estomac. En effet, dans aucun des cas où nous avons observé des nausées et des vomissements, nous n'avons trouvé des signes d'irritation de cet organe. »

Que si nous cherchons à nous rendre compte du mode d'action intime par lequel l'ergot produit sur l'organisme les divers phénomènes ci-dessus mentionnés, nous sommes obligés d'admettre l'intermédiaire obligé du système nerveux. Cette explication me paraît plus rationnelle, plus facilement compréhensible, que celle de G. Sée, qui consiste à dire que le principe actif de l'ergot absorbé et introduit dans la circulation est charrié par le liquide sanguin dans les divers organes auxquels il imprime des modifications fonctionnelles.

Nous terminerons cet exposé rapide des effets physiologiques de l'ergot en faisant remarquer combien la ressemblance est grande, à un point de vue général, entre les phénomènes produits par l'ergot et ceux qui sont dus à l'ingestion de son extrait aqueux. Quelques différences doivent être signalées. L'ergot brut agit certainement d'une façon plus énergique et plus sûre sur les contractions utérines et sur le système nerveux ; l'ergotine influence plus puissamment le système circulatoire ; enfin l'action des deux substances sur l'appareil digestif diffère entièrement : l'ergot provoque des nausées, et l'ergotine la constipation.

Effets toxiques. — Les modifications fonctionnelles que nous venons d'énumérer se produisent sous l'influence des doses médicamenteuses. Vient-on à augmenter ces doses, on voit survenir chez le sujet une série de troubles morbides qui peuvent être considérés comme l'exagération des phénomènes précédemment décrits : douleur de tête, délire, stupeur, dilatation des pupilles, dépression et rareté du pouls, etc.

Lorsque l'ergot de seigle est absorbé à doses minimes et pendant un temps fort long, qu'il fait partie de l'alimentation, il donne naissance à une symptomatologie intéressante à étudier.

L'ensemble de ces faits à été très-bien observé sur les gens habitant certaines contrées de l'Europe, en France même, et qui font un usage constant de l'alimentation par le pain de seigle. Pendant les années pluvieuses, l'ergot se trouve en très-grande abondance sur les épis de seigle ; les paysans ne prennent pas toujours le soin de retirer l'ergot, et ce qui en reste va au moulin avec le bon grain. Cette alimentation par le seigle ergoté amène chez les habitants de la campagne des phénomènes très-curieux, qui ont été signalés par Trousseau (*Traité de thérapeutique*).

Le premier symptôme est un enivrement dans lequel ils se complaisent, semblable à celui des boissons alcooliques ; les paysans connaissent la cause de ce qu'ils éprouvent, et, loin de s'en dégoûter, ils s'en font une habitude, comme les fumeurs et les mangeurs d'opium.

Lorsque le seigle ergoté fait pendant plusieurs années la base de l'alimentation, la répétition habituelle de cette ivresse amène la décadence intellectuelle, et ces désordres de l'intelligence finissent par aboutir à un état analogue à l'abrutissement des ivrognes et des mangeurs d'opium. Ces malheureux peuvent succomber à des maladies dans l'étiologie desquelles l'ergotisme joue un rôle très-important : telles sont les gangrènes multiples que nous avons déjà signalées ergotisme gangréneux) et des accidents convulsifs (ergotisme convulsif).

CHAPITRE III

—

Effets thérapeutiques

EMPLOI OBSTÉTRICAL DE L'ERGOT. — MODE D'ADMINISTRATION ET DOSES

> Les traditions populaires avaient appris à
> quelques empiriques les vertus obstétricales de
> cette substance ; mais la médecine n'a conquis
> que tout récemment un médicament qui désor-
> mais prend rang parmi les plus utiles que nous
> possédions.
>
> (TROUSSEAU, *Bull. de th.*, 1833.)

Employé dans un but obstétrical, l'ergot de seigle brut doit toujours être préféré à son extrait aqueux, l'ergotine. Nous connaissons main- tenant les motifs rationnels et physiologiques de ce choix. Autant que possible, l'ergot doit être frais, récolté dans l'année et pulvérisé au moment même d'en faire usage. A défaut des instruments spéciaux usités dans les pharmacies, on broie l'ergot dans un vase au moyen d'un corps contondant. Stolz conseille d'associer un peu de cannelle à la poudre d'ergot.

On donne l'ergot en poudre à la dose de 0,50 à 2 grammes ; trois prises de 0,50 centigr. sont administrées par quart d'heure, délayées dans une cuillerée à soupe d'eau sucrée.

En infusion à la dose de 2 à 4 grammes pour 150 grammes d'eau, le seigle ergoté produit aussi de bons effets; on peut l'administrer en lavement aux personnes qui vomissent le seigle pris en nature.

On donne habituellement l'ergotine en potions ou en pilules, à la dose de 1 à 2 grammes.

Dans ces derniers temps, on a fait un fréquent usage des injections hypodermiques d'ergotine. Nous n'avons aucune expérience personnelle sur ce mode d'administration dans la pratique obstétricale (1).

HISTORIQUE

Les propriétés ecboliques du seigle ergoté étaient vaguement connues des empiriques et des matrones ; les médecins américains furent les premiers à l'employer d'une façon méthodique. Le docteur Stearns, dans une lettre insérée dans le *Magasin de médecine* de New-York, et, quelque temps après, Olivier Prescott dans une monographie lue à la Société médicale du Massachusetts (2), éveillèrent l'attention des médecins sur une substance qui possédait la propriété remarquable d'exciter la contractilité utérine, et ils posèrent les indications de son emploi. En France, Desgranges (de Lyon) faisait de nombreuses expériences sur les vertus obstétricales de ce médicament. Chaussier et Mme Lachapelle publièrent sur l'action du seigle ergoté des résultats très-peu encourageants et absolument opposés aux documents américains.

Malgré cet insuccès, ces défiances et ces proscriptions, le seigle ergoté est sorti victorieux de la lutte. Trousseau se constitua le défenseur ardent de ce médicament (3), et, de nos jours, son action mieux connue, mieux appréciée, son administration constamment basée sur

(1) Yvon a proposé une nouvelle préparation d'ergotine. Le professeur Herrgott a, dans de nombreuses expériences, constaté l'efficacité et les avantages de la solution d'ergotine suivant la formule d'Yvon, administrée en injections souscutanées.

(2) *Medical and physical Journal,* 1814.

(3) *Bull. de th.,* 1833.

l'étude des indications et, par conséquent, exempte le plus souvent de
dangers, font considérer l'ergot de seigle, par la généralité des accoucheurs, « comme un agent thérapeutique de la plus grande utilité, que
sa puissance range parmi les médicaments dits *héroïques,* et sans
lequel il n'y a et il ne saurait y avoir de bonne pratique obstétricale »
(Bailly); « dont les propriétés sont presque aussi évidentes que le sont
celles du quinquina » (Trousseau). Hâtons-nous d'ajouter que, admi-
ministré d'une façon inopportune, il peut devenir inutile, dangereux,
rapidement funeste pour la mère ou pour l'enfant. Nos observations en
font foi.

Action sur l'utérus. — L'ergot de seigle exerce une influence énergique, une action incontestable sur l'utérus, dont il exalte la contractilité musculaire; cette action se manifeste assez promptement. Sur
18 cas, Prescott a vu cette action se manifester :

> 1 fois après 8 minutes,
> 7 fois après 10   —
> 3 fois après 11   —
> 3 fois après 15   —
> 4 fois après 20   —

La durée de cette action varie d'une demi-heure à une heure;
mais elle reprend une intensité nouvelle, d'après le même observa-
teur, avec l'administration de nouvelles doses, et varie d'ailleurs avec
la qualité du seigle employé. Il est bon le plus souvent de donner l'ergot à doses fractionnées : avec une première dose de 0,50 centigr., on
tâte la susceptibilité utérine, et, si cette quantité suffit pour obtenir
l'effet recherché, on s'abstiendra dans ces circonstances d'administrer
inutilement à une femme en travail une quantité d'ergot qui pourrait
exciter les nausées et les vomissements.

Les auteurs, d'accord sur l'excitation fonctionnelle que l'administration de l'ergot détermine dans l'utérus gravide, c'est-à-dire dans un
organe ayant subi des modifications organiques très-notables, carac-

térisées par l'hypertrophie considérable de ses fibres musculaires, l'énorme dilatation de son système vasculaire; les auteurs, dis-je, ne sont plus unanimes lorsqu'il s'agit d'interpréter l'action de l'ergot sur l'utérus à l'état de vacuité, dont la structure ou les propriétés vitales n'ont subi aucune modification par la présence d'un produit de conception, ou par celle d'un corps étranger, polype ou sang, qui en agrandit la cavité.

Prescott affirme que l'utérus vide (*unimpregnated*) ne reçoit aucune influence de l'ergot. Le volume de l'utérus, étant à son minimun en dehors de l'état de grossesse, ne saurait diminuer pour arrêter l'écoulement sanguin. « Bien que ces assertions ne soient appuyées sur aucun fait, dit Trousseau, la plupart des auteurs qui ont calqué leurs travaux sur ceux de Prescott ont professé les mêmes opinions. » Nous verrons plus loin ce qu'il faut penser de l'action de l'ergot sur l'utérus non gravide, quand nous nous occuperons des hémorrhagies utérines indépendantes de la grossesse.

C'est bien sur l'utérus modifié pendant la période de puerpéralité que l'ergot exerce son action dans toute sa plénitude, et avec d'autant plus d'énergie que les fibres musculaires sont dans un plus grand degré de développement anatomique et d'activité. « L'intensité de ces contractions ne saurait se concevoir quand on n'en a pas été témoin (1). »

On sent l'utérus se durcir; les fibres arciformes, principalement, entrent en contraction; mais aucune des parties de l'organe n'échappe à l'action convulsivante du seigle ergoté. A l'état normal, un temps plus ou moins long de repos ou d'inertie alterne avec un effort expulsif. Après l'administration du seigle, ce type physiologique se modifie; les contractions se rapprochent; l'instant d'accalmie est de plus en plus court; l'utérus est dans un état de contracture permanente, interrompue par des contractures plus fortes qui ont le caractère expulsif. D'intermittentes, les contractions sont devenues rémittentes. Lorsque cette action convulsivante est portée à un haut degré, l'utérus

(1) Trousseau.

R   5 est dans cet état particulier de contracture violente et permanente qu'on a si bien appelée *tétanos utérin.* L'énergie de cette action, poussée à ses extrêmes limites, peut avoir pour conséquences, disent certains auteurs, un accident des plus redoutables et rapidement mortel : je veux parler de la rupture de l'organe. On comprend en effet que, si les forces contractiles de l'utérus, surexcitées par l'action de l'ergot et tendant, avec une incroyable énergie, à l'expulsion du produit de la conception, un obstacle invincible s'oppose à la sortie de ce dernier, qu'il s'agisse de rétrécissement du bassin ou de présentation vicieuse de l'enfant, on pourra voir survenir une rupture de l'utérus. Ces faits, dont la théorie et le raisonnement rendent compte, sont pourtant, dans la pratique, tout à fait exceptionnels.

La rupture de la matrice, au cours du travail, est un phénomène tellement rare, que grand nombre de médecins accoucheurs n'en voient jamais un seul exemple pendant leur longue pratique ; et cependant qu'y a-t-il de plus fréquent que l'abus immodéré du seigle ergoté, administré à doses massives et de la façon la plus inopportune par les sages-femmes ou par certains médecins inexpérimentés ? Comme l'a très-bien fait remarquer Jacquemier, dans les cas extrêmement rares où ce grave accident est survenu, il peut bien se faire, et cette hypothèse est très-vraisemblable, que l'organe gestateur eût été préalablement modifié dans la constitution de ses parois, dont la résistance était sans doute moindre, soit par le fait de cicatrices anciennes, soit par le fait du ramollissement. Le tissu propre de la matrice, s'il est normal, s'il n'a pas été antérieurement lésé, résiste admirablement et ne se déchire que très-rarement sous l'influence d'un excès de tension, si grande qu'on la suppose. Nous pouvons le comparer au système vasculaire : chez le jeune homme, le cœur et les vaisseaux, ordinairement sains, ne se rompent jamais sous l'influence des énormes excès de tension développés par les courses les plus violentes ; au contraire, les lésions vasculaires, inséparables d'un âge avancé, diminuent leur résistance et en permettent la facile rupture sous l'influence du moindre effort.

En définitive, accroissement de la force et changement du rhythme des contractions utérines, telle est l'action de l'ergot sur la fibre musculaire. Quand la déplétion rapide de la matrice a été la conséquence de ces contractions énergiques, c'est-à-dire après la sortie de l'enfant, le rôle de l'ergot n'est pas achevé. Nous savons comment s'opère la délivrance : l'ergot, en accélérant la marche de la rétraction utérine, hâte le dégreffement du placenta. Nous verrons plus loin les avantages et les inconvénients de son emploi.

Au niveau du point d'implantation du placenta se trouvent béants les orifices des sinus utérins. Le seigle ergoté fait cesser l'hémorrhagie en provoquant la contraction des canaux musculaires que traversent les vaisseaux ; les fibres musculaires resserrent la lumière du canal, constituant ainsi, suivant l'expression pittoresque de Malgaigne, *mille ligatures vivantes*.

Ces effets de l'ergot sur les hémorrhagies postpuerpérales sont vraiment remarquables.

Telle est l'action de l'ergot de seigle sur l'utérus. Dans le chapitre suivant, nous verrons quels sont les cas où cette médication trouve son application rationnelle, quelles sont ses indications et ses contre-indications.

CHAPITRE IV

—

Des Cas dans lesquels l'ergot de seigle peut être administré

Après avoir esquissé l'anatomie du tissu propre de l'utérus, nous avons dit quelques mots de ses fonctions physiologiques et nous avons rapporté à trois chefs distincts les actes principaux réalisés par la contraction utérine ;

a) Expulsion du fœtus ;

b) Délivrance ;

c) Cessation de l'hémorrhagie.

La propriété du seigle ergoté d'exciter la contractilité utérine étant bien démontrée, on comprend qu'on pourra le donner chaque fois qu'il deviendra necessaire d'accroître la force des contractions utérines.

A. — Expulsion du fœtus

Un retard notable apporté à la sortie de l'enfant peut être sous la dépendance de causes diverses : inertie utérine essentielle, dilatation insuffisante du col, rupture tardive des membranes, retrécissement du conduit vulvo-utérin ou dimensions exagérées de l'enfant, présentation vicieuse, etc.

1° *Inertie utérine.* — Je n'entends pas parler de cette inertie utérine consécutive aux contractions prolongées de l'organe, qui s'épuise en vains efforts pour lutter contre un obstacle insurmontable, de cette inertie symptomatique d'une distension exagérée de la vessie ou de l'hydramnios, — ici la suppression de la cause réveille les contractions; — mais bien de cette inertie dite essentielle, qui se manifeste au cours du travail sans cause connue et qui paraît liée à une indolence naturelle, à un défaut d'excitabilité de la matrice, forme de beaucoup la plus commune. Il peut arriver, par exemple, de voir les douleurs se suspendre au cours d'un accouchement qui d'ailleurs paraissait marcher d'une façon normale; le travail devient languissant; la tête, profondément engagée, cesse de progresser, et tout s'accroît au moment où, la dilatation des parties maternelles étant suffisante, la sortie de l'enfant paraissait devoir être facile. C'est alors que, de l'avis de Prescott, de Stearns, de Desgranges, de Trousseau et de tous les accoucheurs, la poudre d'ergot peut être utilement administrée; elle réveille la contractilité utérine affaiblie et provoque quelques contractions qui suffisent pour mettre fin au travail.

2° *Insuffisance de la dilatation du col.* — Si le toucher révèle une dilatation insuffisante du col, quelles que soient la lenteur et la faiblesse de contraction, on doit s'abstenir, à mon avis, d'administrer l'ergot; c'est là une règle formelle, que je considère comme imprescriptible. Sans doute Haslaus (1) et quelques autres citent des observations où l'ergot a parfaitement réussi dans des cas où le col n'était pas dilaté; je n'en persiste pas moins à penser que cette pratique est dangereuse, car la portion cervicale de l'utérus participant à la contraction, il en résulte un resserrement de l'orifice qui retarde la progression de la partie fœtale et qui peut même l'empêcher absolument. Je crois, en somme, que la dilatation du col est une condition *sine qua non* de l'emploi de l'ergot de seigle. Dans ce cas, Trousseau faisait faire sur le col de l'utérus des frictions avec l'extrait de stramoine ou de belladone.

(1) *The Medico-Chirurgical Review,* 1827.

3º *Rupture tardive des membranes.*—On n'a pas à s'inquiéter, en général, du sort de l'enfant avant la rupture de la poche des eaux; aussi grand nombre d'accoucheurs donnent-ils le conseil de ne jamais les rompre artificiellement; à plus forte raison on se gardera d'administrer l'ergot dans le but de produire la rupture prématurée et de hâter aussi l'accouchement. Mieux vaut attendre le plus souvent que l'écoulement des eaux de l'amnios imprime une nouvelle activité aux contractions utérines.

4º *Conformation irrégulière des voies naturelles; dimensions exagérées de l'enfant.*— Cette cause puissante de retard apportée à l'achèvement du travail constitue une *contre-indication* des plus formelles à l'emploi de l'ergot: lorsqu'il y a un rétrécissement du bassin, une tumeur implantée, soit sur les os, soit sur les parties molles ; une rigidité pathologique du col opposant une résistance invincible à la sortie de l'enfant, la suractivité fonctionnelle de l'organe gestateur ne peut avoir d'autre résultat que de faire courir à la mère tous les dangers qui sont la conséquence du tétanos utérin poussé à ses extrêmes limites.

La position du fœtus doit admettre une terminaison spontanée; la position de l'épaule et du tronc réclame donc une intervention chirurgicale, et je ne crains pas de dire que les manœuvres de la version auront une difficulté bien grande dans tous les cas où l'action convulsivante de l'ergot, donné en temps inopportun, appliquera fortement les parois utérines sur l'enfant et sur la main qui le retourne.

ACTION DE L'ERGOT DE SEIGLE SUR L'ENFANT. — L'action de l'ergot de seigle sur l'enfant peut être envisagée à deux points de vue différents, selon que l'on considère l'influence exercée sur les phénomènes mécaniques du travail et les conséquences qui peuvent en résulter pour le produit de la conception, ou selon que l'on fait intervenir seulement le trouble apporté aux échanges fœto-maternels sous l'influence du seigle ergoté. En d'autres termes, le seigle ergoté agit sur l'enfant et par compression et par action toxique, comme le pensent les accoucheurs anglais ; de sorte que son action peut avoir des dangers, si l'on omet certaines précautions destinées à les prévenir. Il y a cette différence capitale entre les contractions utérines naturelles et les contractions provoquées par l'ergot de seigle, que les premières sont intermittentes et que les secondes sont, au contraire, continues, et en quelque sorte tétaniques. La permanence des contractions ergotiques constitue le véritable danger. La paroi utérine, étroitement appliquée sur le corps de l'enfant et sur le cordon lui-même, est un obstacle à la circulation de la matrice et, par suite à l'apport des principes gazeux nécessaires à la respiration du fœtus. Dès l'année 1835, Blariau (de Gand) avait reconnu qu'un grand nombre de femmes qui ont fait usage de l'ergot de seigle pendant le travail accouchent d'enfants morts, et l'on trouve dans la *Gazette médicale* de 1839 une note du même auteur dans laquelle il insiste au sujet des dangers de l'emploi trop généralisé du seigle ergoté pendant le travail.

« J'ai acquis la conviction, dit M. Blariau, que l'ergot de seigle est » éminemment nuisible à l'enfant. Après son administration, j'ai ob- » servé que les enfants naissaient morts dans la proportion d'un sur » cinq. Plusieurs de ceux qui naissaient vivants étaient pâles, les bat- » tements du cordon faibles, les mouvements du cœur presque imper- » ceptibles, et ce n'était que péniblement et à force de soins que la » respiration parvenait à s'établir. Les observations de quelques-uns » de nos confrères sont en harmonie avec les miennes ; leur expé- » rience tend également à prouver les effets nuisibles de l'ergot sur » l'enfant (1). »

Les résultats annoncés par M. Blariau ont été depuis confirmés, à Paris, par les recherches de Deville ; de sorte qu'un grand nombre de praticiens, malgré l'autorité de Waterhouse, de Michell, de Roche, de Brinkle, de Godquin, ont été conduits à repousser d'une façon absolue l'usage du seigle pendant le travail. M. Blariau lui-même n'était pas allé aussi loin, et il terminait la note à laquelle nous venons de

(1) *Gazette médicale*, 1839.

faire allusion par les phrases suivantes, qui prouvent d'une façon très-nette que la proscription du seigle ergoté ne doit pas être absolue :

« Mon but, en communiquant cette note, n'est pas de jeter du dis-crédit sur l'usage de l'ergot de seigle ; je considère, au contraire, cette substance comme une des plus précieuses ressources thérapeutiques que possède l'art des accouchements. J'ai seulement voulu combattre la réputation d'innocuité que les auteurs ont faite à ce médicament, afin de déterminer les praticiens à ne plus l'employer que dans les cas d'absolue nécessité, et ces cas deviendront d'autant plus rares, que la patience de l'accoucheur donnera à la nature le temps de développer ses moyens, dont on désespère souvent trop tôt (1). »

La première observation de notre travail est une nouvelle preuve des dangers que peut avoir pour l'enfant l'usage du seigle ergoté ; néanmoins, nous ne croyons pouvoir mieux faire que nous associer aux sages conclusions de M. Blariau. Sans doute, il faudrait s'en tenir à une proscription rigoureuse et absolue, si les inconvénients que nous signalons étaient inévitables ; mais il est heureusement possible de les éviter, au moins dans une certaine mesure, par une surveillance active exercée sur la circulation fœtale, après l'administration du seigle ergoté. En s'assurant de la régularité des battements du cœur de l'enfant, en se tenant prêt à agir avec rapidité, on pourra, en quelque sorte, sur-prendre, dès son début, cet état de souffrances qui précède toujours la mort de l'enfant, écarter ainsi les dangers de l'ergot de seigle et met-tre à profit les avantages sérieux et incontestables qu'il présente.

B) — ACTION DE L'ERGOT DE SEIGLE SUR LA DÉLIVRANCE

Nous devons maintenant examiner s'il est opportun d'administrer le seigle ergoté lorsque la délivrance est retardée.

L'opinion des hommes compétents est loin d'être uniforme sur ce point de pratique obstétricale. Certains praticiens n'hésitent pas à

(1) Blariau, *loc. cit.*

administrer le seigle ergoté dans ces cas, espérant surexciter par ce moyen la contractilité de la matrice et hâter la sortie du délivre. Mais si l'on considère, d'autre part, que, dans le cas de rétention prolongée du placenta, l'orifice du col est la plupart du temps revenu sur lui-même, on peut craindre que l'occlusion plus puissante de cet orifice, sous l'influence de l'ergot, ne contre-balance l'accroissement de forces des contractions du corps et du fond de l'organe. Enfin des faits assez nombreux, analogues à celui que nous rapportons dans notre deuxième observation, prouvent que l'enchatonnement du placenta peut se produire, et que, dans certains cas, l'ergot, loin de faciliter la délivrance, la retarde et peut même la compliquer. Il est bien évident que les dangers que nous signalons ne sont plus à craindre lorsqu'une portion du placenta a déjà franchi le col et préparé, en quelque sorte, la voie au reste de la masse placentaire.

C) — Action de l'ergot de seigle sur les hémorrhagies

L'indication de l'emploi de l'ergot de seigle pour combattre les hémorrhagies qui suivent l'accouchement est certainement la plus formelle et la moins contestée. Ici l'on se trouve en présence d'un grand nombre d'avantages ; les inconvénients font défaut d'une façon presque absolue. Qu'il s'agisse d'une hémorrhagie survenant après un accouchement laborieux, ainsi qu'il arrive souvent après l'emploi du forceps, après la version, ou bien encore après un accouchement naturel dont la promptitude extrême a causé une déplétion rapide de la matrice, on ne saurait trop approuver la conduite des accoucheurs de l'école de P. Dubois, qui administrent le seigle ergoté. Qu'il s'agisse de prévenir l'hémorrhagie qui succède au décollement d'un délivre adhérent, le seigle ergoté produit encore d'excellents résultats. Que l'on ait à combattre des pertes de sang qui se produisent chez les femmes récemment accouchées, le meilleur moyen est le seigle ergoté. Enfin c'est au seigle ergoté que l'on aura recours d'une façon absolue, chaque fois qu'après l'accouchement et la délivrance on aura affaire à une hémorrhagie plus ou moins abondante, ou même qu'on voudra simplement la prévenir.

Les considérations qui précèdent nous amènent tout naturellement à dire quelques mots de l'action qu'exerce l'ergot de seigle sur la marche des avortements. Et, d'abord, il faut se rappeler que, pendant les quatre premiers mois de la grossesse, l'organisation musculaire de la matrice reste fort incomplète. Il résulte de ce fait que la faiblesse des contractions utérines, fréquente dans le cours d'un accouchement à terme, est habituelle dans l'avortement qui se produit à la période que nous venons d'indiquer. D'autre part, l'expérience clinique montre que, dès le troisième mois de la grossesse, l'administration du seigle ergoté a pour effet d'accroître la puissance des contractions utérines, de favoriser le développement de l'ovoïde fœtal et de hâter son expulsion.

Ces différents effets prouvent l'influence favorable exercée sur la marche d'un avortement par l'administration de l'ergot de seigle; au double point de vue de l'expulsion du fœtus et de la suppression de l'hémorrhagie qui l'accompagne, il y a donc tout intérêt à employer l'ergot.

Nous ne croyons pouvoir mieux faire, avant de terminer notre travail, que citer l'opinion du docteur Tomas de Corral y Oña, professeur à Madrid, sur l'emploi du seigle ergoté en obstétrique. Ce médicament, dit le savant professeur, de même que tous les médicaments très-actifs dont dispose la thérapeutique, exige de la part du praticien qui l'administre une habileté, un tact particuliers, sous peine d'occasionner des maux plus grands que ceux auxquels on voudrait porter remède. Il faut donc que son administration réponde à une indication bien claire et bien nette; sans cela on agit à l'aveugle, et, loin d'être utile, on peut être nuisible. Plus loin, il signale les contre-indications de l'emploi du seigle ergoté, et il dit qu'on doit le proscrire lorsque l'obstacle qui retarde ou empêche l'accouchement naturel dépend d'une autre cause que du défaut des contractions utérines, lorsque la contractilité de la matrice est normale ou exagérée, lorsque le travail est peu avancé, lorsqu'il y a congestion ou inflammation de l'utérus, en cas d'éclampsie, et enfin dans les cas d'intolérance gastrique. Il ajoute : Même dans les cas où la contractilité utérine est affaiblie au point qu'il paraît indiqué de la surexciter par l'administration du seigle, en cas de présentation favorable du fœtus, on ne prescrira pas ce médicament si l'accouchement ne s'annonce pas comme devant se terminer avec très-peu de douleurs, parce qu'il est alors à craindre que les contractions ergotiques deviennent continues et toniques, et que l'on se trouve en présence d'un danger plus sérieux que celui que l'on voulait conjurer. Enfin, d'après le même auteur, l'indication capitale, presque unique, de l'administration du seigle ergoté, est l'inertie utérine, si le fœtus est en bonne position au détroit inférieur, si la dilatation du col est complète et si quelques contractions doivent suffire pour amener l'expulsion du produit de la conception.

Nous nous associons d'une façon complète aux conclusions de notre savant Maître ; aux différentes conditions qu'il énumère, il convient cependant d'ajouter la conformation régulière des voies génitales et la rupture des membranes, pour que toutes les circonstances favorables à l'administration de l'ergot de seigle soient réunies et pour que le praticien, à l'abri de tout danger, puisse compter en toute confiance sur les effets favorables d'un médicament aussi actif et aussi précieux.

www.ingramcontent.com/pod-product-compliance
Lightning Source LLC
Chambersburg PA
CBHW060445210326
41520CB00015B/3846